I0060240

# RECHERCHES

Physiologiques et Pathologiques

SUR

# LES PHTHISIES,

Lues en partie à la société d'instruction médicale de
Paris, le 3 0 septembre 1 8 0 8, séance du comité.

PAR BERNARD GASPARD,

Médecin, et Membre de la même Société.

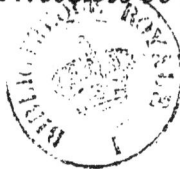

(6.)

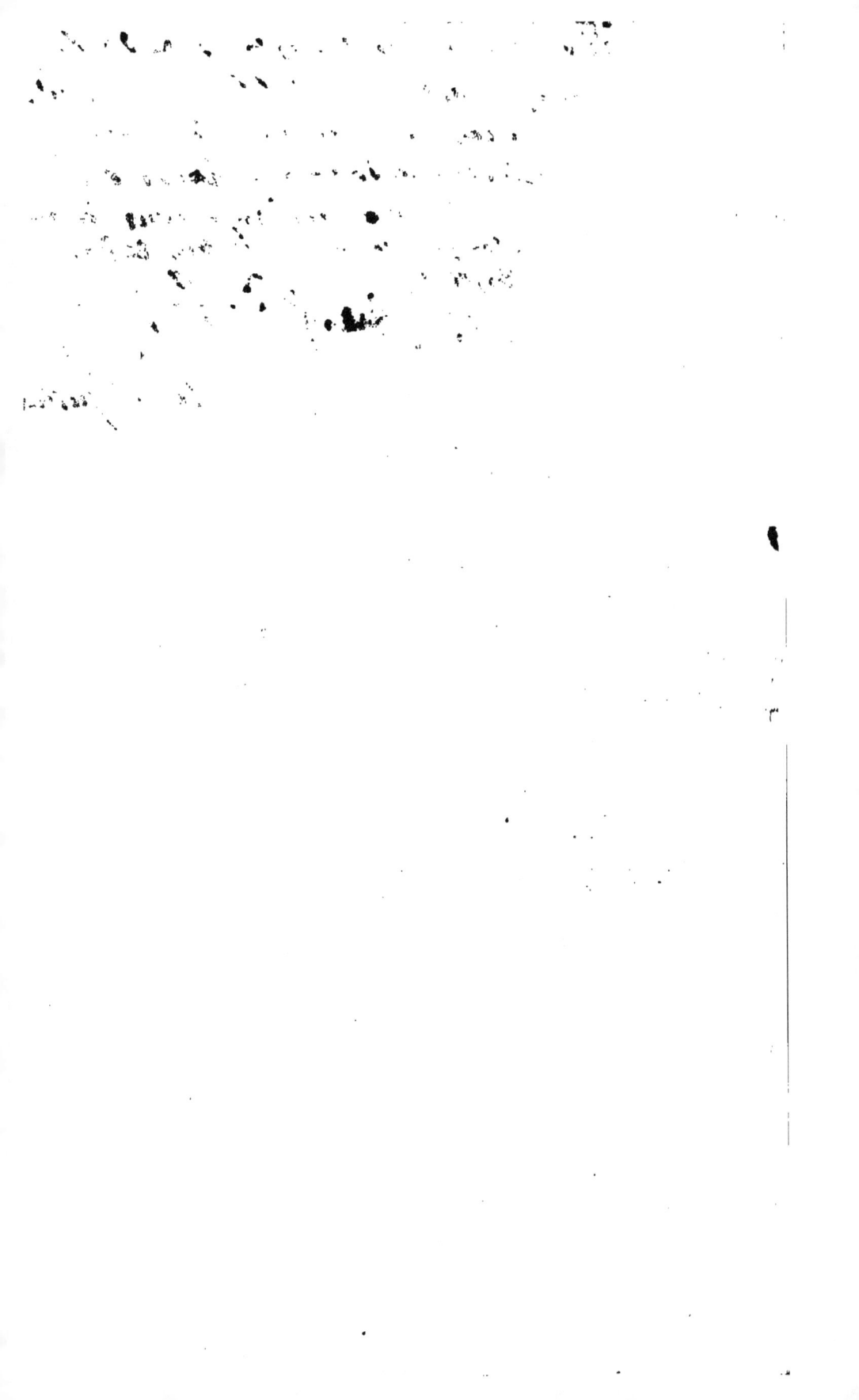

# RECHERCHES

## Physiologiques et Pathologiques

### SUR

# LES PHTHISIES,

lues en partie à la société d'instruction médicale de
Paris, le 30 septembre 1808, séance du comité.

### PAR BERNARD GASPARD,

Médecin, et Membre de la même Société.

---

Felix qui potuit rerum cognoscere causas !
VIRG.

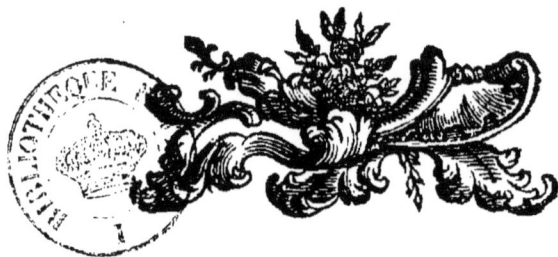

---

A CHALON-SUR-SAONE,

DE L'IMPRIMERIE DE DEJUSSIEU-DELORME.

Et se trouve A PARIS,

Chez CROCHARD, libraire, rue de l'Ecole de Médecine.

---

JUILLET 1809.

IMMORTALI *Viro XAVER. BICHAT*, *præ cæteris illustriori, suo præceptori in physiologiâ, in anatome sublimi, in materie medicâ, et ferè in totâ medicinâ; Viro multùm desiderato, et diutiùs desiderando; Viro quem ferè ignorant coætanei, quem impunè huc usquè et insolenter compilârunt Scioli, quem plorabunt necnon mirabentur posteri,*

*Hoc opusculum gratissimus sacrat*

BERN. GASPARD.

Dabam Parisiis, 28 septembr. 1808, et iterùm Gignii, in Præfecturâ Juratianâ, primâ junii 1809.

## §. 1er.

## NOTIONS PRÉLIMINAIRES.

J'AI beaucoup médité sur les Phthisies en général , et sur la phthisie pulmonaire en particulier , et mes méditations m'ont conduit à des résultats que je crois importants, et dont je viens rendre compte en partie.

J'appelle *Phthisie* avec l'illustre BAUMES et plusieurs autres auteurs, toute maladie où il y a formation de pus dans une partie , le plus souvent interne , fiévre hectique lente , et consomption générale du corps. Ainsi tout organe, sur-tout interne, qui sera ulcéré, causera une phthisie qu'on appellera du nom de l'organe malade : pulmonaire , si c'est le poulmon ; hépatique , si c'est le foye ; laryngée, si c'est le larynx ; mésentérique , si c'est le mésentère ; etc..... Dès-lors on voit combien est grand le nombre de ces phthisies , et combien elles sont encore peu connues. Celle qui a été le plus observée et le mieux étudiée , est sans doute la phthisie pulmonaire ; viennent ensuite par ordre : 1°. la *ganglio-lymphatique* ou les scrophules proprement dites ; 2°. la mésentérique ou le carreau ; 3°. la vertébrale ou carie des vertebres ; 4°. l'hépatique ; 5°. la laryngée ; 6°. la néphritique ou rénale ; 7°. la cystique ou vésicale ; 8°. l'arthritique ou articulaire. D'autres sont moins connues, telles sont 9°. la trachéale; 10°. la pharyngée ; 11°. la médiastinique; 12°. l'otitique ; 13°. la pleuritique ; 14°. la péritonéale ; 15°. la gastrique ; 16°. l'entérique. Enfin quelques-unes sont à peine connues, sont extrêmement rares, ou même ne sont que possibles, comme 17°. l'arachnoïdique ; 18°. la péricardique ; 19°. la musculaire ; 20°. la cérébrale ; 21°. la splénique ; 22°. la pancréatique ; 23°. l'utérine; etc..... Les grands ulcères extérieurs, sinueux ou fistuleux, peuvent encore produire des phthisies, sur-tout si le pus séjourne long-temps sur leur surface.

En considérant toutes ces phthisies, je vis qu'elles avoient un grand nombre de symptômes communs, et que même elles se ressembloient toutes dans le dernier période. Dès-lors je pensai que des effets semblables dépendoient d'une cause identique, parce que j'avois appris depuis long-temps que les effets sont toujours proportionnés aux causes. Je voulus donc rechercher cette cause unique ;

mais long-temps en vain. Cependant je m'imaginai un jour que comme le pus étoit présent dans toutes les phthisies au dernier degré, ( *Voy. la définit.* ) il pourroit bien en être la vraie cause, et bientôt je vis que presque tous les symptômes pouvoient être expliqués rationnellement par la présence de ce fluide dans les organes circulatoires, ce qui me donna l'idée d'une théorie assez probable. Mais cette théorie n'étoit que probable, et non pas prouvée, ni encore moins démontrée ; aucun fait positif ne l'étayoit, et il falloit cependant voir ce qui en étoit dans la practique. C'est pourquoi j'instituai les expériences suivantes ; je résolus d'introduire du pus dans la circulation des animaux vivants, afin de produire une phthisie artificielle et momentanée, et afin de confirmer mes conjectures. Ainsi la théorie a devancé les faits, et ceux-ci ne sont venus que pour confirmer celle-là, qui cependant ne m'en paroît pas moins certaine.

## §. I I.

## EXPÉRIENCES.

*Première Expérience.* Le six septembre 1808, à dix heures du matin, je pris un de ces chiens qu'on appelle *canards* , gras , et de moyenne grosseur , et je lui injectai dans la veine jugulaire , le tiers d'une petite seringue ordinaire pleine d'un pus blanc , lié , assez fœtide , recueilli sur un large ulcère d'un homme de 40. à 5o ans , bien portant d'ailleurs , sans vice interne comme on dit , et que je délayai dans un peu d'eau de rivière pour lui ôter de sa viscosité et le rendre moins irritant. Aussitôt le chien s'agita un peu , et fit plusieurs mouvements de déglutition ; je liai la veine du côté du cerveau, et j'abandonnai l'animal. Pendant quelques minutes il n'y a nul changement notable , le chien malgré de grandes fatigues dans l'opération et une perte assez considérable de sang, paroissoit assez gai et se léchoit. Mais bientôt il s'abbat , se couche en long sur son ventre ; alors on observe les symptômes suivants : frisson général, horripilation , pâleur des gencives et de la membrane muqueuse de la bouche , yeux languissants , pouls petit, fréquent et concentré, respiration singulièrement accélérée , s'exécutant sur-tout par le diaphragme , de temps en temps soupirs , plaintes , abbattement considérable , ensuite vomissement de mucosités écumeuses , soif

vive; le chien boit avidement, mais immédiate-
ment après vomissement comme précédemm-
ment; cinq quarts d'heure après l'opération,
excréments durs, urine abondante, fœtide, dé-
posant une matière blanchâtre très-analogue au
pus et tenant en suspension des floccons bru-
nâtres qui se dissipent par l'agitation : Aussitôt soulagement marqué, retour des forces,
œil meilleur, l'animal se leve, se secoue,
et me regarde en remuant la queüe ; ce mieux
être dure à peu près un quart d'heure.....

Mais bientôt il survient une sorte d'exa-
cerbation signalée par une horripilation
très-forte, un réfroidissement général, un
pouls presque insensible, des anxiétés continuelles, une accélération de la respiration,
des vomissements avec des efforts extrêmes
qui occasionnent deux pertes de sang par la
jugulaire, ( le sang refluant d'en bas, ) en
outre presque tous les autres symptômes précédents, et sur-tout le refus des aliments ;
cet état continue pendant toute la journée.

Vers le soir plus mal encore, horripilation
continuelle, prostration des forces, décubitus
sur le côté, les pattes étendues, peau froide,
respiration presque insensible, pouls misé-
rable et ondoyant, sorte de mouvement con-

vulsif le long de l'artère crurale , insensibi-
lité , inattention , etc. etc.....

Mais à 8 ou 9 heures du soir , selles noirâtres, liquides, d'une fœtidité extrême, d'une
odeur entièrement analogue à celle du pus ,
de sorte qu'on auroit dit être incliné sur un
ulcère. Aussitôt mieux général, l'animal boit
avec avidité, mange de bon appétit, se couche
en cercle , répond quand je l'appelle , et
s'endort.

La digestion semble pénible , le cœur re-
double d'énergie , le pouls devient fort et
fréquent , la chaleur est très-forte , la respiration est gênée et bruyante , etc..... ce qui
dure pendant quelques heures...... Pendant
la nuit , urine abondante.

Le lendemain matin 7 sept. , très-bien. Le
chien mange et boit avec plaisir , passe bien la
journée , et urine très-abondamment le soir :
alors seulement la playe s'enflamme.

*Deuxième Expérience.* Le 8 septembre ,
après un jour d'intervalle , j'injectai de nouveau une dose un peu plus forte du même
pus dans l'autre jugulaire du même chien.
Aussitôt la playe de la jambe qui étoit très-
enflammée pâlit, s'affaissa, et prit un mau-
vais caractère ; les gencives devinrent aussi

pâles et froides , la douleur fut assez vive :
mais les autres phœnomènes furent moins
prompts que la première fois ; ce ne fut qu'a-
près une petite demie heure que l'œil com-
mença à se fermer, la tête à s'incliner comme
chez quelqu'un qui s'endort, la peau à fris-
sonner et à tremblotter , la respiration et la circulation à s'accélérer ; dès-lors parurent presque
touts les autres symptômes précédents, comme
pâleur de la bouche , occlusion des paupières ,
soupirs , inspirations profondes , anxiété ,
pouls frémissant , respiration entrecoupée ,
vomissement de mucosités sales et abondantes ,
urine jaune , abondante , rendue péniblement
à petits jets sans que le chien se remue, et sans
soulagement notable , abbattement extrême ,
décubitus en long sur le ventre , en outre
salivation abondante et larmoyement considérable ; ( un vésicatoire appliqué sur la peau
tondue très-près , frottée avec une brosse en-
duite de vinaigre , n'a produit aucune irrita-
tion , aucune rubéfaction , après cinq heures ,
malgré une forte couche de cantharides ). A
8 heures et demie du soir , le chien urine
abondamment et éprouve un léger soulagement. Pendant la nuit il rend des excréments
blanchâtres, liquides, grumeleux et très-fœtides.

Probablement alors il y eut de grands efforts pour expulser la première crotte qui étoit dure et sèche ; car je vis le matin qu'il y avoit eu une perte de sang par la jugulaire : alors le chien étoit très-mal, couché sur le côté, l'œil mourant, les gencives extrêmement pâles et froides, la peau peu chaude, le cœur battant cependant très-fort, les forces presque nulles, la respiration très-fréquente, etc..... A 7 heures du matin, il y a successivement vomissement de matière muqueuse, excrétion abondante d'urine, selles fœtides, et d'une odeur entièrement purulente, toutes excrétions qui arrivent sans que le chien quitte sa place et qui précèdent sa mort.

*Autopsie et ouverture cadavérique.* Les playes étoient fœtides, sanieuses, et sans inflammation ; le cœur et les muscles n'étoient presque pas irritables sous les stimulants physiques, chymiques ou méchaniques. En pinçant le nerf diaphragmatique le muscle n'a pas même oscillé, le systême veineux étoit gorgé d'un sang pâle avec des filets blanchâtres et lactiformes d'une odeur un peu forte ; la vésicule du foye étoit distendue par une bile épaisse, noirâtre, avec des petits grumeaux ou points blanchâtres, d'une odeur légèrement fœtide.

Les intestins étoient presque vuides , mais
dans l'état naturel , et le rectum avoit une
odeur bien marquée de pus ulcéreux. D'ail_
leurs , rien d'autre de particulier ; le cadavre
étoit encore chaud quand je l'ai ouvert.

*Troisième et quatrième Expériences.* Je
répétai ces deux expériences sur une chienne
de moyenne grosseur , ayant le corps et le
museau allongés , d'une sensibilité médiocre ,
qui avoit déjà mis bas plusieurs fois , et
dont les mammelles étoient volumineuses.
J'obtins à peu près chaque fois les mêmes résultats ; mais pour prévenir les hœmorrhagies ,
j'eus soin de lier les jugulaires en haut et en
bas de l'ouverture. J'observai de même la
pâleur de la membrane muqueuse de la
bouche , le frisson , l'horripilation , l'accélération de la circulation et de la respiration ,
les vomissements , la salivation , l'excrétion
de l'urine , des selles fœtides et d'une odeur
à peu près purulente , une soif assez vive ,
le retour de l'appétit après les excrétions al-
vines sur-tout , un redoublement de mal-aise
et de fièvre pendant la digestion , la dimi-
nution de la sensibilité et de l'irritabilité ;
mais en outre une maigreur déjà notable
après la seconde expérience , une sécrétion

assez abondante de lait et de mucus nasal,
une dilatation considérable de la pupille, et
une très-longue agonie avec des soupirs, hoquets, plaintes, agitations, froid des membres,
des oreilles, du museau, de la queüe, con-
centration de la chaleur vers le cœur, et enfin
évacuations fréquentes d'urine, et des excréments fœtides en petite quantité à la fois.

*Autopsie et ouverture cadavérique.* Je trouvai et observai comme précédemment la playe
de la première expérience noirâtre et fœtide,
les muscles peu irritables, le systême veineux
plein d'un sang nuancé par des floccons blanchâtres, la vésicule du foye pleine de bile,
les mammelles gorgées d'un lait épais, le lobe
inférieur des poumons déjà phlogosé, non cré-
pitant, se précipitant presque au fond de
l'eau, avec un commencement d'hépatisation
sans affection de la plèvre ; le corps étoit
amaigri notablement ; et il y avoit en outre
un tænia très-long dans les intestins.

*Cinquième Expérience.* Voulant bien confirmer les expériences précédentes, j'injectai
de nouveau une beaucoup plus forte dose de
pus dans la jugulaire d'un autre chien d'assez
mauvaise apparence, maigre, petit, et ayant
les gencives comme scorbutiques, et une

haleine un peu fœtide. Aussitôt les effets furent extrêmement marqués ; trois minutes s'étoient à peine écoulées, que l'animal rendit abondamment une urine fœtide et blanchâtre. Ensuite il y eut des inspirations longues, grandes et fréquentes, des contractions violentes pour vomir et pour expulser les matières fœcales, mais sans soulagement, une roideur comme tétanique des membres, une sorte d'emprostotonos, de nouveaux vomissements, des yeux hagards, une circulation rallentie, et état voisin de la mort, lequel dura à peu près dix ou douze minutes. Alors il survint un léger mieux suivi de frisson, de tremblement considérable, salivation abondante, larmoyement, vomissements, pouls plus fort et plus fréquent, etc.... Une selle liquide et très-fœtide procure un léger soulagement ; mais bientôt un tenesme violent et continu survint, dura trois ou quatre heures avec apparence de dysenterie ; l'état de l'animal empyra, les efforts critiques étoient vains, le rectum enflammé vers l'anus repoussoit les lavements, un vésicatoire ne produisit aucun effet, et le chien périt après une cruelle agonie, quatre ou cinq heures après l'opération.

A l'*ouverture du cadavre* encore chaud, les muscles étoient assez irritables ; le sang étoit comme dans les expériences précédentes; les intestins, sur-tout les gros, étoient comme raccornis et leur membrane muqueuse phlogosée. Un long tænia occupait tout le canal intestinal, et il y avoit dans l'estomac une espèce de poche remplie de trichurides, d'ascarides lombricoïdes et d'ascarides vermiculaires.

*Nota.* Ce chien avoit, avant l'expérience, une singulière crainte de l'eau, de sorte que jamais il ne voulut boire ; il fuyoit le vase, et recrachoit l'eau que je lui injectois de force dans le pharynx. La présence de tant de vers le prædisposoit-elle à l'hydrophobie ? Je l'ignore. ( *Voy*. Van-SWIETEN *Comment. in aph. tom.* 4. )

*Sixième Expérience.* J'ai injecté une seringue entière de pus dans la jugulaire d'un chien fort et vigoureux, quoique médiocre. Presque aussitôt après, il y eut frisson et tremblement considérable, puis beaucoup d'autres symptômes comme dans les expériences précédentes, mais sur-tout des efforts extrêmes pour vomir, qui ramenèrent même à plusieurs reprises des excréments. Ensuite parurent des symptômes ataxiques ou nerveux

extrêmement variés ; irritabilité extrême, sensibilité exquise , yeux hagards., soubresauts
involontaires de tout le corps, convulsions
auxquelles succédoit un état d'abbattement
considérable, hoquets, hurlements courts et
comme involontaires ; démarche vacillante et
souvent sans but apparent, sorte de délire
furieux, quoiqu'il restoit encore une espèce
d'intelligence, puisque l'animal accouroit vers
la porte comme pour s'enfuir de la chambre ,
quand j'en remuois la clef ; soif assez grande,
embarras de la respiration, battements du
cœur vibrants et se faisant ressentir dans tout
le thorax ; état voisin de l'arachnoïdite , de la
diaphragmite , ou même de la rage. Cet état
dura à peu près deux heures, et le chien expira
dans des convulsions horribles sans qu'il y
ait eu de crise.

A l'*ouverture du cadavre* chaud , je trouvai aussi le systême veineux gorgé de sang
très-coagulable , ne laissant point séparer de
sérosité par le repos , évidemment nuancé
par du pus, quoique l'odeur de ce dernier
n'y fût pas marquée ; le péricarde contenoit
un peu de sérosité ; le ventricule gauche du
cœur étoit extrêmement épais , comme phlogosé, ardent, et sec à l'extérieur ; il y avoit

sur sa surface interne des taches de couleur de lie de vin, formées par une espèce de pellicule concrétée qui ne disparut qu'après les lotions les plus réitérées. Les autres organes ont paru sains.

*Septième Expérience.* J'injectai la moitié de ma seringue de pus dans le péritoine d'un de ces chiens qu'on appelle *Carlins*, gras, vif et bien portant, d'une sensibilité et d'une irritabilité exquises. ( Je l'injectai par la membrane séreuse du testicule, qui, dans les chiens, communique, comme on sçait, avec le péritoine ). La douleur ne parut pas très-vive, mais bientôt les symptômes ordinaires parurent, et notamment le frisson avec horripilation et tremblement général, les vomissements avec des efforts extrêmes, les anxiétés, l'accélération de la circulation et de la respiration, les soupirs, les grandes inspirations, le larmoyement, puis l'excrétion de l'urine sans soulagement notable...... Trois heures après, l'abdomen devint renitent, rétracté, très-douloureux; le malaise continua avec les frissons, une soif vive, et une apparence de péritonite. Enfin après une longue agonie et quelques vomissements, le chien mourut douze heures après l'opération.

A l'*ouverture du cadavre* froid , j'observai
la membrane péritonéale du testicule et du
cordon des vaisseaux spermatiques , noirâtre ,
et comme sphacélée , mais sans odeur de
pus ; le péritoine étoit un peu phlogosé ,
rougeâtre , et contenoit à-peu-près une once
de sang séreux, non coagulable et non fœtide ;
la muqueuse des intestins étoit aussi un peu
enflammée ; le sang contenu dans les veines
offroit des stries blanchâtres et puriformes.

*Huitième Expérience.* Je répétai l'expérience précédente sur un petit chien *épa-
gneul* , vif et très-irritable. Elle eut à-peu-
près les mêmes résultats ; le chien en périt
après avoir eu des vomissements , des horripilations très-longues , une accélération de
la respiration et de la circulation , et une
rétraction avec rénitence et douleur de l'abdomen. En outre douze heures après l'expérience, il rendit , sur le point d'expirer , une
selle liquide ayant une odeur manifeste
d'ulcère.

A l'*ouverture du cadavre* , j'observai ,
comme dans le premier, le péritoine un peu
phlogosé , et contenant une petite verrée de
sérosité très - sanguinolente , un peu pâle ,
avec des floccons albumineux qui étoient

adhérents au péritoine , non coagulable d'ailleurs et non fœtide ; puis en outre toutes les autres circonstances précédentes.

*Neuvième Expérience.* J'ai aussi injecté du pus dans la plèvre du côté gauche d'une jeune chienne ; il ne s'en est suivi qu'une gêne très-douloureuse dans la respiration avec apparence de pleuropneumonite ; la mort n'en est pas résultée , et ayant *tué* la chienne vingt heures après, les symptômes étant bien moins intenses, j'ai trouvé dans la cavité des deux plèvres un liquide séreux et sanguin , avec des floccons albumineux sans la moindre odeur de pus ; les plèvres étoient enflammées dans toute leur surface qui étoit aussi recouverte de floccons albumineux.

*Dixième Expérience.* Le 28 décembre 1808, je pris une chienne de la race des canards, déjà vieille , de moyenne grosseur , vigoureuse, méchante , ayant les yeux rouges, et un poil noir et crépu , je lui injectai à une heure et demie après midy , par la veine jambière droite un demi-gros environ de mercure coulant , pur , revivifié du cinnabre , noyé dans une grande quantité d'eau de fontaine. Je n'observai d'abord d'une manière notable qu'un mal-aise , et de l'anorexie ; mais six heures après , excrétions de matières fœcales naturelles , et de 3 à 4 onces d'urine claire , non fœtide , et sans globules mercuriels , respiration fort laborieuse, circulation naturelle , toujours anorexie. Pendant la nuit le mal empire , respiration plaintive , et de plus en plus laborieuse , apparence de pneumonite , decubitus sur le côté , accélération de la circulation , etc..... Le 29 , même état à peu près ; point de crise. Le 30 à deux heures après midy léger mieux , oppression un peu moins grande ; je lui présente une soupe dont elle boit le bouillon et laisse le pain. Alors je lui tire de l'artère crurale deux palettes d'un sang écumeux , rutilant , qui se coagule très-promptement sans sérosité , et qui n'offre pas un atôme de mercure coulant. Ensuite j'étouffe la chienne 50 heures après l'opération , et 54 depuis qu'elle avoit mangé.

A l'*ouverture du cadavre* chaud , j'observai une maigreur déjà notable , les playes médiocrement enflammées et en suppuration ; les plèvres étoient saines , mais contenoient dans un peu de sérosité rougeâtre un très-grand nombre de globules mercuriels très-brillants; les poulmons étoient touts bosselés ,

enflammés, hépatisés dans quelques endroits,
et parsemés dans leur parenchyme et leur
superficie de duretés comme tuberculeuses,
et quand j'incisois celles-ci, il en sortoit une
multitude de grains métalliques très-vifs ;
toute la substance pulmonaire en fourmilloit.
Le cœur étoit sain, mais le ventricule et
l'appendice de l'auricule pulmonaires contenoient du mercure métallique, tandis que les
cavités aortiques ou gauches n'en contenoient
point. Le cerveau, ni ses sinus n'en ont
point offert non plus, ni l'estomac, le foye,
la rate, les reins, la vésicule biliaire, la
vescie urinaire, les intestins, qui ont paru
très-sains. La veine jambière n'a rien offert
de particulier.

*Onzième Expérience.* Cette expérience ne
s'accordant pas avec plusieurs auteurs, et crai-
gnant d'ailleurs que le mercure ne se fût
amalgamé avec l'étain de la seringue, j'ai
voulu la confirmer en la réitérant. J'ai donc
injecté le 19 mai 1809, dans la jugulaire d'un
petit chien berger, 22 grains environ de mercure coulant, bien pur, au moyen d'un petit
tube de verre. L'expérience a offert les mêmes
résultats : symptômes d'une pneumonite assez
légère, point de salivation, point de mer-

cure dans les matières excrétées , etc......

Dès-lors voyant le 23 mai, qu'il y avoit des signes avant-coureurs d'une phthisie pulmonaire , et que la maladie seroit fort longue , je tuai le chien , et l'ouverture cadavérique m'offrit les mêmes phœnomènes que dans l'expérience précédente.

*Douzième Expérience.* Le 2 janvier 1809, à deux heures après midy , j'injectai dans la jugulaire d'une assez grosse chienne de l'espèce des canards, comme la précédente, un grain et demi environ de muriate corrosif ou sur-oxygéné de mercure , délayé dans l'eau. Aussitôt la chienne témoigna une vive douleur , et quelques minutes après , salivation énorme , abbattement, frisson, horripilation très-forte, respiration gênée , circulation un peu rallentie , anorexie , decubitus en long , ou bien tête inclinée comme par son poids , excrétion de matières fœcales sans soulagement notable. A quatre heures la poitrine semble s'affecter davantage, respiration plaintive, decubitus latéral. A cinq heures excréments mous, urine abondante, cessation de la salivation et du mal-aise , retour de l'appétit..... Mais pendant la nuit vomissement de ce qu'elle a mangé , mal-aise considérable,

expulsion fréquente de matières fœcales d'a-
bord et jaunâtres, puis de mucosités blanches,
gélatineuses, mêlées de stries sanguines,
dysenterie, ténesme, fièvre, abdomen retiré
vers les lombes, refus des aliments, mais
non de la boisson. Le 3 janvier, même état
dans la matinée; à midy un lavement muci-
lagineux et émollient apporte un soulagement notable, diminue le ténesme, et fait
disparoître les stries sanguines; cependant
toujours mal-aise, et refus des aliments. ( Nouveau lavement le soir. ) Pendant la nuit la
chienne s'avise de manger, et peu après vomissements violents des aliments et de mucosités sanguines, retour de la dysenterie,
du ténesme, expulsion de matières gélatineuses et sanguines comme de la chair hâ-
chée. Le quatre au matin, très-mal, decubitus
latéral, yeux ternes et chassieux, fièvre,
même état d'ailleurs, ( autre clystère de lait,
de graine de lin et de fleurs de mauves. )
Les symptômes s'aggravent encore le reste
de la journée, douleur extrême quand on com-
prime la poitrine ou l'abdomen. A trois heures
après midi, le rectum enflammé repousse les
lavements. Des-lors état déplorable, par intervalle retour de la salivation, de temps en

temps vomissement de bile , de salive , de
vers lombrics et trichurides , mouvements
comme convulsifs des lèvres , de la langue ,
des membres et de tout le corps , yeux fermés
et remplis de chassie puriforme , respiration
extrêmement laborieuse , pouls petit et concentré ; . . . enfin après une espèce d'agonie
fort longue , l'animal meurt le 5 janvier à
2 heures après midy dans une grande agitation , en vomissant et en expulsant des matières fœcales ou mieux des mucosités ,
72 heures après l'opération , et sans qu'il ait
presque ni bu ni mangé. ( Les deux derniers
jours la playe étoit à peine enflammée ).

A l'*ouverture du cadavre* chaud , j'observai
la muqueuse de la bouche sale et pâle-
violette , yeux chassieux , estomac plein de
mucosités sales , intestins sains , rectum très-
enflammé , durci , noirâtre , systêmes séreux ,
veineux et artériel sains ; le foye étoit noirâtre , sa vésicule gorgée d'une bile noire ,
épaisse , très - visqueuse , comme coagulée,
ne se délayant point dans l'eau froide , mais
bien dans la chaude , restant toutefois jaune-
noirâtre ; le cerveau a paru sain ; les poulmons enflammés dans quelques points seulement étoient parsemés , sur-tout à leur péri-

phérie , de petits corps comme tuberculeux ,
de diverse grosseur depuis un grain de millet
jusqu'à une grosse noisette , d'une substance
dure et phlogosée , comme isolés et circons-
crits , faciles à enlever intacts du parenchyme
des poulmons , noirâtres à l'extérieur , bruns
à l'intérieur , et dont le plus grand nombre
en suppuration au centre comme de vraies
petites vomiques.

*Treizième Expérience.* Le 17 mars 1809 ,
j'ai répété l'expérience précédente à 9 heures
du matin sur un très-petit chien carlin peu
vif et peu sensible. Je lui ai injecté 3/4 de
grain foible de muriate corrosif de mercure
dissous parfaitement dans 1/2 once d'eau
distillée et aérée. Quelques minutes après ,
frissonnement, mal-aise très-grand, salivation
extrêmement abondante pendant une demi-
heure , excrétion de matières fœcales dures ,
ensuite vomissement, puis nouvelle excrétion
de matières fœcales liquides et très-fœtides
avec un soulagement apparent. A dix heures
moins un quart environ , la poitrine s'affecte et
devient douloureuse au toucher, la respiration
s'embarrasse , soupirs , plaintes , nouveau vomissement , excrétion d'urine. Bientôt touts
ces symptômes augmentent , l'agonie com-

mence., sorte de râle, expectoration considérable de mucosités écumeuses et d'un liquide très - sanguinolent , opisthotonos ,
hoquet, anxiétés..... Mort à onze heures.

A l'*ouverture du cadavre* chaud , muscles
un peu noirs mais assez irritables , intestins
d'un rouge - violet, mais sans phlegmasie
notable de leurs membranes péritonéale et
muqueuse, poulmons très-enflammés, hépatisés, d'un rouge - brun, leur tissu laissant
écouler une quantité énorme de sucs , bronches
remplies d'un liquide sanguinolent et de
mucosités très-écumeuses ; les autres organes
ont paru sains.

*Quatorzième Expérience.* Le huit janvier
mil huit cent neuf à onze heures du matin,
j'injectai dans la jugulaire d'un petit chien
canard , jeune , vif, criard , vorace , tur-
bulent, une once d'eau de fontaine tenant
à-peu-près, tant en solution qu'en suspension,
12 grains de muriate doux de mercure por-
phirisé. Quelques minutes après l'opération ,
le petit chien perd de sa vivacité , s'abbat,
vomit les aliments qu'il avoit mangés précédemment; ensuite léger frissonnement, refus
des aliments , cessation des cris , yeux hagards , excrétion abondante d'urine claire ,

poitrine douloureuse à la pression, respiration difficile et fréquente, circulation accélérée, anxiétés, decubitus sur le côté, plaintes, gencives pâles et froides, mal-aise extrême.....
Touts ces symptômes augmentent rapidement, à deux heures après midy la dyspnée devient extrême, et le chien meurt trois heures après l'opération.

A l'*ouverture du cadavre* chaud, je trouvai, comme dans l'expérience précédente les poulmons violemment enflammés, compacts, noirâtres, hépatisés, comme on dit, et gorgés de sucs ; rien de remarquable ailleurs.

Toutes ces expériences ont été faites avec toute l'exactitude dont je suis capable, et dans la seule intention de trouver la vérité ; j'en ait fait encore plusieurs autres tout aussi curieuses, mais que je ne publie pas, ou parce qu'elles n'ont pas rapport aux phthisies, ou parce qu'elles ont encore besoin de confirmation. Je rapporte ici ce que j'ai vu, et je n'étois pas seul ; plusieurs jeunes-gens élèves en médecine ont bien voulu y assister et m'aider, du moins pour les neuf premières et pour la treizième, et notamment mon excellent ami M. Grant, profondément instruit en physiologie, en psychologie, et en littéra-

ture ; je saisis cette occasion pour lui témoigner toute ma reconnoissance. Je dois aussi
mentionner ici honorablement MM. Vestu,
Guillaumod, Pezerat, etc.

De cet ensemble de faits chacun con-
cluera ce qu'il lui plaira ; quant à moi, voici
les corrollaires que j'en déduis.

## §. III.  CORROLLAIRES.

*Premier corrollaire.* Le pus peut-être absorbé, transporté dans la circulation, circuler
en nature avec le sang sans s'y décomposer,
ni s'y assimiler, sans causer la mort de l'individu à moins que la dose ne soit trop forte ;
ce qu'avoit déjà pressenti le grand BICHAT,
en disant : je ne doute pas que dans les ré-
sorptions purulentes le pus ne circule en nature dans le systême sanguin ( *anat. génér* ).

*Deuxième corrollaire.* La doctrine des
crises est vraie, fondée sur des faits, puisque
dans ces expériences on retrouve manifestement le pus dans les excréments, dans
l'urine, etc. . . . . puisqu'il y a une action
presque simultanée des glandes et des exhalants, et que d'ailleurs les animaux éprouvent
un soulagement instantanée après ces diverses
évacuations. Donc le médecin doit les favo-

riser, y faire attention et faire quelquefois la médecine expectante.

*Troisième corrollaire.* Les métastases ne sont pas toujours sympathiques ou vitales ; souvent elles consistent dans un vrai transport d'humeur résorbée, comme quand un abcès disparoît et qu'un autre organe s'affecte.

*Quatrième corrollaire.* Le pus peut être absorbé par les membranes séreuses, mais il y cause une phlegmasie souvent mortelle avec exhalation de sang mêlé de floccons albumineux sans aucune fœtidité. De-là le danger des épanchemens de pus dans le péritoine et la plèvre, sur-tout quand ils arrivent subitement. . . . . Il résulte aussi des 7e., 8e., 9e. expériences que dans les phlegmasies chroniques des membranes séreuses, quand il y a suppuration, le pus peut être absorbé et produire des phthisies encore peu connues. Mais je pense que rarement il y a véritable exhalation de pus dans ces membranes, et que souvent on a pris pour du pus des floccons ou des lambeaux albumineux qui ne lui ressemblent pas ; je crois qu'il faut une altération organique comme ailleurs. Je remarquerai aussi en passant que dans ces trois expériences je n'ai jamais observé le pus ni

l'inflammation d'une manière circonscrite,
comme on l'a avancé si gratuitement dans
les mémoires de l'accadémie de chirurgie.....
Enfin il est à observer que dans la 9ᵉ. expérience la plèvre du côté droit s'est enflammée
comme celle du côté gauche, quoique le pus
n'y ait pas pénétré, ce qu'on observe souvent
dans les ophtalmites, dans les otites, dans
les nevralgies, etc.

*Cinquième corrollaire.* L'axiôme d'HIPPO-
CRATE, conçu en ces termes: *Duobus doloribus
simul oborientibus vehementior obscurat al-
terum,* est de toute vérité et se trouve confir-
mé ici, puisque dans la seconde expérience
l'inflammation de la jambe a disparu instan-
tanément après l'injection du pus, dans la
onzième où il y avoit phlegmasie tuberculeuse pulmonaire, la playe du col fut à peine
enflammée, et que d'ailleurs les vésicatoires
n'ont produit aucun effet pendant que le pus
circuloit dans les vaisseaux. Il paroît que
toutes les forces vitales s'étoient concentrées
dans la circulation ou dans les poulmons
pour en expulser le pus et le sublimé corrosif.
De-là de grandes indications dans le traitement
des maladies et sur-tout des phthisies; de-là
la fréquence et le danger des indigestions;

de-là l'inutilité des vésicatoires et autres exu-
toires dans le troisième période de ces maladies ; de-là l'excellence de la sobriété, des
alimens doux et digestibles ; de-là en un mot
les meilleurs préceptes hygiéniques et diæté-
tiques. J'admire aussi dans ces expériences
l'excellence de l'instinct des animaux dans
les maladies, ou plutôt la sagesse profonde
du CRÉATEUR : mes chiens ont constam-
ment refusé les alimens avant la crise, où
même n'en ont point pris quand il y avoit
quelque phlegmasie. Dans la 10e. expérience
l'animal n'a mangé qu'au bout de 54 heures,
et encore a-t-il eu, pour ainsi dire, l'intelligence de ne prendre que le bouillon d'une
soupe et d'en laisser le pain ; celui de la onzième n'a presque rien mangé pendant trois
jours complets ; celui de la treizième a vomi incontinent après l'opération la nourri-
ture qu'il avoit prise auparavant, etc. . . . . .
Sans doute que dans ces cas-là les alimens
auroient été nuisibles en troublant le travail
critique et inflammatoire, et qu'il en seroit
résulté une seconde maladie, une indigestion.
On ne doit pas craindre au reste que l'œconomie
souffre de cette abstinence, parce que chacun
conçoit que les propriétés vitales n'ont pas

besoin d'être excitées par un chyle nouveau,
vu qu'elles le sont plus que suffisamment par les
corps étrangers qui circulent avec le sang,
ou par le travail inflammatoire même. De-là
encore de nouvelles indications dans la practique de la médecine, de-là sur-tout l'utilité
de la diæte dans les phlegmasies.

*Sixième corrollaire.* Puisque le pus peut
être résorbé et transporté dans le systême
circulatoire, on voit combien il est impor-
tant que ce fluide ne séjourne pas long-temps
dans les abcès sinueux et profonds ; combien
il est nécessaire que les grands ulcères qui
suppurent beaucoup soyent pansés fréquemment, ce qui ne se fait cependant pas dans les
grands hôpitaux; car j'ai souvent observé qu'ils
y causent de vraies phthisies au dernier degré;
on voit aussi pourquoi il ne faut pas tarder beaucoup à ouvrir les abcès profonds , etc...etc.....

*Septième corrollaire.* Dans les expériences
précédentes on a observé un grand nombre de
symptômes des phthisies au dernier degré ,
et je crois qu'en y réfléchissant on peut en
déduire rationnellement ou du moins très-
probablement la théorie de ces dernières maladies. Dans toutes je crois qu'il y a d'abord
inflammation le plus souvent chronique tantôt

d'un tissu simple, tantôt d'un tissu dégénéré ou tuberculeux, c'est le premier période ; ensuite le tissu ou l'organe passe à la suppuration, c'est le deuxième période ; enfin le pus est résorbé, transporté dans le système circulatoire, c'est le troisième période.

Le mélange de ce fluide avec le sang *trouble la circulation*, *irrite la sensibilité et la contractilité du cœur*, occasionne la fièvre hectique avec *frissons*, *horripilations*, ou même *tremblements*. Alors *pouls foible*, *fréquent*, *dur* et comme *spasmodique ; respiration précipitée et entrecoupée*, *soupirs*, baillements, chaleur âcre et mordicante de la peau, sur-tout à la paume des mains et à la plante des pieds, *pâleur* de la peau, de la face, des *gencives* et des lèvres qui perdent leur incarnat, comme dit M. BAUMES. Les organes circulatoires conspirent pour chasser cet ennemi commun, ce funeste irritant ; ils *appellent* à leur secours les forces vitales de touts les *autres organes*, ils doublent alors leur énergie ; c'est l'ame prévoyante de l'immortel STALH qui veut rétablir l'ordre dans son empire, c'est l'Archée de l'ingénieux Van-HELMONT qui se fâche avec fureur contre une épine : Toutes les autres fonctions *lan-*

guissent, il y a un *mal-aise général*, un *accablement extrême*, symptômes plus ou moins intenses, suivant la dose de pus, l'âge, le tempérament, la longueur de la maladie, etc.... Le pus est présenté à touts les émonctoires de l'œconomie pour être expulsé ; alors *vomissements* de matières souvent fœtides, *diarrhée purulente et fœtide*, ( 1 ) souvent expectoration purulente et fœtide, haleine fœtide attirant les mouches et même les oiseaux nocturnes carnassiers, ( 2 ) odeur cadavéreuse en forme d'atmosphère autour du malade, sueurs nocturnes, grasses, visqueuses et fœtides, *diabetès* avec *floccons* et *sédiment purulents ou puriformes* dans une *urine fœtide*, surnagés par une pellicule irrisée ; ptyalisme ou *salivation abondante* et extraor-

---

(1) M. le professeur Leroux, excellent practicien et observateur, m'a fait remarquer que quand les crachats sont purulents sur la fin des phthisies pulmonaires, et qu'il y a dévoyement colliquatif, les selles offrent à leur surface une foule de petits points blanchâtres, puriformes, et d'une puanteur extrême. Je saisis cette occasion pour témoigner ma reconnoissance à ce grand médecin pour les services nombreux qu'il m'a rendus.

( 2 ) J'ai là-dessus plusieurs faits incontestables qui me sont propres.

3

dinaire, augmentation des *mucosités nasales*, *bile abondante d'une odeur fœtide*, *et offrant de petits points puriformes ;* abondance et ramollissement du cérumen des oreilles et de l'humeur sébacée de la peau, et sur-tout des téguments crâniens, pollutions nocturnes, écoulement muqueux par la vulve chèz les femmes, penchant très-grand à la copulation, ( la *sécrétion du lait* a été augmentée dans la chienne des expériences 3ᵉ. et 4ᵉ. ), etc. Il n'y a pas jusqu'à la glande lacrymale qui ne se mette de la partie, car les yeux sont ternes, *humides*, *chassieux*, souvent même il y a *larmoyement* considérable. En un mot, on diroit que toutes les exhalations et toutes les sécrétions se liguent de concert pour chasser ce liquide étranger, cet ennemi commun. Ce sont de vrais *efforts critiques* qui seroient heureux si la source du pus pouvoit tarir, ( on a lieu d'espérer dans les phthisies lorsque la fièvre hectique a quitté le malade, ce qui annonce que la source du pus est tarie, ou que ce fluide n'est plus transporté dans la circulation ). Mais si les ulcères ne se cicatrisent pas, les crises deviennent continuelles et vaines, les excrétions épuisent le malade ; et comme d'un autre côté l'assimilation nu-

tritive, n'a pas lieu probablement à cause de
la présence du pus, la maigreur devient af-
freuse, et dépend également de la nullité
du mouvement de composition, et de l'ex-
cessive activité de celui de décomposition.
Aussi le marasme devient effrayant, s'étend
sur touts les tissus, n'épargne pas même le
système pileux , car les poils s'atrophient
aussi, grisonnent, et tombent avec le bulbe ;
les *pupilles sont dilatées*, la vue s'affoiblit,
*l'irritabilité diminue* , les forces s'éteignent,
quelquefois cependant l'intelligence s'exalte
au point qu'on a vu des individus prédire
l'heure de leur mort ( M. PORTAL ).

Telle me paroît la théorie la plus probable des phthisies ; elle rend raison de
presque touts les symptômes, et s'il en est
quelques-uns que je n'ai pas observés dans
mes expériences, c'est que sans doute je ne
les ai pas assez multipliées, car on sait que
touts les symptômes des phthisies ne s'observent pas sur quelques individus seulement,
et il en est de même chez les animaux sou-
mis aux expériences ; je remarquerai aussi
qu'il n'est guères possible d'observer sur eux
les sueurs fœtides et colliquatives, parce que
leur peau n'est pas propre à la transpiration.

Cette théorie me paroît donc un corrollaire
bien naturel de mes expériences , et c'est ici
que j'observerai avec le judicieux professeur de
Montpellier , que la théorie n'est que la
practique réduite en préceptes , comme la
practique n'est que l'application des préceptes,
ou bien c'est la théorie réduite en acte. C'est
pourquoi on parle vaguement quand on dit
qu'un bon médecin doit être practicien et
non pas théoricien , puisque un practicien ex-
clusif n'est le plus souvent qu'un routinier
ou un empyrique , comme un théoricien ex-
clusif , n'est qu'un spéculateur de cabinet qui
bâtit souvent des hypothèses en l'air. La
practique doit toujours marcher de front
avec la théorie , et réciproquement ; c'est-à-
dire les raisonnements ou les indications thé-
rapeutiques doivent toujours être déduits
rigoureusement des faits ou des symptômes
des maladies ; et on doit savoir apprécier ce
que valent le plus souvent ceux que le vul-
gaire se plaît à nommer *grands et bons prac-
ticiens.*

On voit dans ce corrollaire combien l'ætio-
logie des phthisies a été peu connue jusqu'à
présent. On voit que l'immortel AUTEUR de
l'*Anatomie générale* a eu tort de regarder

comme sympathiques la diarrhée et les sueurs
des phthisiques qui paroissent bien certainement, d'après mes expériences, symptômatiques et critiques ; comment concevoir d'ailleurs que presque touts les organes internes
composés de tissus si différents, doués de
propriétés vitales si diverses, sympathisent,
quand ils sont en suppuration, de la même
manière avec la peau, les membranes muqueuses et les reins ? ( Cette remarque est de
M. Grant ). Au reste je crois que les sym-
pathies diminueront beaucoup avec le progrès
des connoissances, comme les maladies *la-
tentes* disparoîtront quand on les observera
mieux. On voit que le célèbre nosographe,
M. PINEL, a eu tort de regarder les vomissements des phthisiques comme causés par les
efforts de la toux, puisque les animaux de
mes expériences ont vomi plusieurs fois à
jeûn et sans toux. On voit que M. BAUMES
n'a eu aucune raison d'admettre un âcre
phthisique particulier, puisque le pus rend
à-peu-près raison de touts les phœnomènes.
On voit enfin que le pus ne doit point être
considéré comme un fluide qui corrompt tout
ce qu'il touche, qui dissout le sang, qui
consume les solides, qui occasionne la colli-

quation de toute l'œconomie , comme ont pensé les Humoristes ; je n'y vois , et je crois qu'on ne peut y voir qu'un irritant particulier , qu'un corps étranger qui ne peut être assimilé au sang ni aux organes , et qui exige la coalition des forces vitales pour être expulsé de la circulation.

Si on doutoit encore que l'absorption du pus soit possible et réelle , voici quelques faits qui achèveroient , je crois , de convaincre : 1°. Très-souvent on voit des abcès soucutanés avec fluctuation , prêts à s'ouvrir , disparoître subitement , s'affaisser , causer aussitôt une fièvre hectique , et occasionner , comme on dit , par métastase , une suppuration intérieure. 2°. Fréquemment quand on coupe un poulmon ou un foye de phthisique on trouve des vomiques vuides sans qu'il y ait eu aucune communication directe pour donner issue au pus , ce qui force à admettre sa résorption par les vaisseaux lymphatiques. 3°. Lorsque dans mes expériences je respiroislong-temps l'odeur du pus , ou lorsque dans les hôpitaux j'avois un grand nombre de larges ulcères à panser , il m'est souvent arrivé de rendre des gaz intestinaux d'une odeur entièrement purulente , et d'éprouver en même-temps une accélération de la circulation , un mal-aise général , des lassitudes, des bouffées de chaleur à la face, etc..... Observation qui s'accorde avec celle de BICHAT relativement aux gaz intestinaux qu'on rend en disséquant.

*Objections.* Mais, me dira-t-on, il y a des fièvres hectiques essentielles et sans suppuration : cela peut être, mais je ne prétends nullement les expliquer, je n'ai en but que celles qui sont symptômatiques d'une phthisie par suppuration, et je crois avoir prouvé que la présence du pus en est la cause. D'ailleurs, je ne crois pas qu'on doive appeler ces fièvres du même nom, je crois qu'elles diffèrent beaucoup, qu'elles ne consistent que dans une accélération de la circulation, sans læsion notable des sécrétions ; elles sont encore à peine connues, et peut-être même pourrois-je les révoquer en doute avec une foule d'auteurs de grand poids.

On me dira encore que j'aurois dû analyser les matières des excrétions de mes chiens pour y démontrer le pus ; mais je préviens tout le monde que je n'ai aucune confiance dans la chymie végétale et animale, parce qu'elle n'a aucune certitude, elle n'est même pas une science proprement dite alors. Jamais on n'y trouve de démonstration d'une

analyse vraie, c'est-à-dire, jamais on n'y con-
firme l'analyse par la synthèse ; et comment
le pourroit-on ? puisque les végétaux et les
animaux ainsi que leurs dépendances sont
absolument hors de l'empire des loix physiques et chymiques. Il n'existe point de
réactif pour le pus ; et sa saveur, sa couleur,
et sur-tout son odeur le décèlent mieux que
toute la chymie possible. On sait aussi qu'un
habile chymiste n'a point trouvé de bile dans
plusieurs onces de sang où M. le professeur
Bourdier en avoit mêlé plusieurs cuillerées
exprès.

Des médecins estimables m'ont aussi objecté
que le pus ne produisoit dans mes expériences
que les symptômes ordinaires, produits par l'introduction d'autres corps étrangers, et que rai-
sonnablement on ne pouvoit pas dire, que touts
ces corps étrangers puissent causer des phthisies. A cela, je réponds d'abord que les symptômes ne sont point les mêmes pour le pus,
l'urine, la bile, le lait, les liquides miné-
raux et végétaux, etc.....; qu'il y en a de
propres à chacun, et de communs à touts,
parce qu'en général ce sont toujours des corps
étrangers qu'il faut expulser de l'œconomie.
Voy. l'illustre Baron de HALLER , *oper. min.*

et *Thes. patholog.*, *liv.* 6.; BICHAT, *anat. génér.*; *Hist. de la soc. roy. de Méd.* 1777, 1778 ; et Muller de *chirurg. infus. Biblioth. chirurg. du nord*, *tom.* 1., etc..... En outre, je réponds que ces autres corps étrangers n'ont pas les mêmes qualités que le pus, et n'affectent pas de la même manière l'œconomie, mais que cependant, s'ils étoient continuellement transportés dans la circulation, ( ce qui n'est pas, et même ne peut pas être ), il est probable qu'ils y causeroient une altération chrônique ou un dépérissement quelconques, plus ou moins rapprochés des phthisies. Mais ici on ne raisonne que d'après une pure hypothèse.

On objectera encore qu'il est presque impossible que le pus ne se mélange pas avec le sang, et que, sans être décomposé, il revienne en nature par les sécrétions et les exhalations. Mais ici on doit se taire quand les faits parlent. Les excréments de mes chiens avoient une odeur ulcéreuse et purulente, incontestable et bien sensible, l'urine déposoit un sédiment très-semblable au pus, etc.... D'ailleurs quand un calcul obstrue le canal cholédoque, et que la bile absorbée se retrouve manifestement dans l'urine, dans la

sueur, etc...... n'a-t-elle pas circulé en nature avec le sang ? Ne se retrouve-t-elle pas
réellement dans les excrétions ? Quand l'urine
n'est pas excrétée, comme dans l'ischurie,
comme quand on lie les uretères d'un animal vi-
vant, encore comme quand un calcul les bouche,
ce fluide ne circule-t-il pas dans le sang sans
s'y assimiler ? Ne le retrouve-t-on pas dans
la salive et la sueur, où l'odeur et la saveur
le décèlent bien mieux, que toutes les ana-
lyses chymiques ? La bile et l'urine sont cependant bien aussi irritantes que le pus.

Enfin, dira-t-on, le marasme qui accom-
pagne les phthisies, dont il est même un prin-
cipal symptôme, n'a pas eu lieu dans ces
expériences. Mais on voit de suite que cette
objection n'est pas fondée, puisque le marasme ne survient que dans les derniers progrès de la maladie, quand le pus circule
depuis long-temps avec le sang, quand il a
imprégné de longue main toute l'œconomie,
ce qu'on ne peut pas produire sur un animal,
pour des raisons que chacun conçoit. D'ailleurs
la maigreur étoit déjà notable dans la chienne
de la troisième et quatrième expérience.

*Huitième corrollaire.* Je crois que la théorie
du cancer ulcéré est à-peu-près la même que

celle des phthisies. La fièvre hectique, la chaleur âcre et mordicante, la couleur de la peau, l'urine fœtide et sédimenteuse, la diarrhée souvent colliquative et fœtide, le marasme, etc. me conduisent à penser ainsi. Cependant, il y a des symptômes différents, parce que le fluide absorbé diffère beaucoup du pus ordinaire; il y a en outre désorganisation et dégénération du tissu affecté, ce qui ne s'observe pas dans les phthisies, le traitement est aussi fort différent. C'est pourquoi je crois qu'on doit en former deux ordres ou deux genres distincts. D'ailleurs, je n'admets pas la résorption d'un virus particulier, mais bien d'une sanie qui n'a point d'analogue; aucun fait ne me force d'admettre l'existence du premier, j'ai au contraire de forts arguments pour la nier. Mais il seroit intéressant de faire de nouvelles expériences sur cette maladie, et surtout d'injecter cette sanie dans les organes circulatoires des animaux vivants. Je pourrai m'en occuper, si les circonstances me le permettent.

*Neuvième corrollaire.* L'œconomie s'habitue jusqu'à un certain point à la présence du pus, puisque dans les 2$^e$. et 4$^e$. expé-

riences les symptômes ou phœnomènes ont
été bien moins marqués et bien moins
prompts que dans les 1re. et 3e.; mais aussi
on a observé qu'ils ont été plus funestes, que
le principe vital étoit affoibli, qu'il n'avoit
plus la même énergie pour réagir, et pour
opérer des crises qui ont été longues à pa-
roître, incomplettes, sans soulagement, et
n'ont pu sauver les chiens. Remarque im-
portante, qui nous fait concevoir pourquoi
dans une phthisie tuberculeuse, la suppuration d'un premier tubercule est moins fâ-
cheuse que celle d'un second, celle d'un second que celle d'un troisième, etc..... pourquoi aussi le plus souvent les rechûtes sont
funestes, et pourquoi le médecin doit tant
s'efforcer de les prévenir.....

*Dixième corrollaire.* Quand la dose de
pus est trop forte, il cause des phlegmasies
dans différents organes. Dans la 5e. expérience,
il en est résulté une dysenterie, probablement parce que la crise vouloit s'effectuer par
la voie des intestins. Dans la 6e. le pus a
sur-tout irrité les organes circulatoires, et a
produit une sorte de cardite. Enfin, il y a
eu dans la 4e. un commencement de pneumonite; et il paroît que le pus concentroit

son action dans un trop petit espace, car, comme l'a remarqué le célèbre BICHAT, le système capillaire des poulmons correspond lui seul à celui de tous les autres organes.

*Onzième corrollaire.* Dans la 1<sup>re</sup>. et 3<sup>e</sup>. expérience, on a observé un redoublement de fièvre, et sur-tout une activité plus grande de la circulation pendant la digestion, absolument comme chez les phthisiques; probablement parce que les organes circulatoires déjà irrités par le pus, l'ont encore été davantage par l'introduction du chyle, ou bien parce que l'œconomie étant affoiblie, la digestion a nécessité une plus grande accumulation de vie sur l'estomac et une excitation plus grande. De-là de grandes indications dans le régime des phthisiques, etc......

*Douzième corrollaire.* Ces expériences sur le pus décident aussi la question tant agitée parmi les chirurgiens et même parmi les physiologistes, si le pus est tout formé dans le sang, ou si les playes le forment en l'exhalant ? La première opinion n'est plus admissible, puisqu'il est prouvé que quand le pus se trouve dans les organes circulatoires, il y est comme un corps étranger, que les organes s'empressent bien vîte de chasser, afin de rétablir l'ordre dans l'œconomie ; et s'il peut y circuler, il ne peut pas y circuler long-temps sans danger imminent pour l'individu. On est donc obligé de reconnoître avec BICHAT, sous les bannières duquel se rangent de gré ou tacitement les grands physiologistes actuels, que le pus est exhalé par le tissu cellulaire des playes et des ulcèies, comme la sérosité l'est par les membranes séreuses, la synovie par les synoviales, les mucosités par les muqueuses, la sueur par la peau, etc........ D'ailleurs, rien ne prouve l'existence du pus dans le sang d'un homme qui se porte bien, pas plus que celle de l'urine, ou des autres fluides sécrétés et exhalés. Les matériaux seulement y existent ; c'est aux divers organes à les y prendre et à les combiner. C'est une immense carrière d'où sort une multitude d'œdifices divers.

*Treizième corrollaire.* Les phlegmasies des membranes séreuses comme celles des muqueuses, peuvent se terminer par une vraie exhalation de sang, terminaison que les auteurs n'avoient pas encore indiquée, à ce que je crois, excepté l'étonnant BICHAT.

*Quatorzième corrollaire.* Les vaisseaux exhalants, séreux, sont continus aux vaisseaux

sanguins, puisque le mercure de l'expérience
dixième, injecté dans ceux-ci, a été exhalé
dans la cavité de la plèvre, et la théorie de
BICHAT sur l'exhalation, me paroît de plus
en plus vraie. Mais ce grand homme avoit
déjà déduit ce corrollaire de ses propres expériences et de celles de Ruysch.

*Quinzième corrollaire.* Le mercure coulant
ou à l'état métallique ne peut pas circuler
impunément dans l'œconomie ; il ne peut pas
outrepasser le système capillaire des poulmons, et y étant arrêté, il irrite méchanique-
ment le tissu de ces organes, et y détermine
une multitude de petits foyers inflammatoires
et comme tuberculeux. Il paroît donc impossible que dans les frictions mercurielles, le
métal soit introduit revivifié dans la circulation, puisque nécessairement il causeroit la
mort à son passage aux poulmons, et à plus
forte raison au cerveau. Il ne peut donc y
pénétrer qu'oxydé, ou plutôt décomposé d'une
manière inconnue. Il paroît aussi prouvé que
dans l'onguent mercuriel, le mercure est oxydé
et non point simplement divisé comme l'ont
pensé quelques chymistes et quelques médecins. Je sçais d'ailleurs, d'après d'autres
expériences faites sur des chats, que le mercure métal ne peut pas être absorbé.

Ces expériences et ce corrollaire ne s'accordent pas avec les opinions , et même les observations de certains auteurs , estimables au reste , et notamment de Fernelius , Bartholin , Castellus , Wepfer , Skenkius , Antonius Musa Brasavolus , T. Bonet , Levret , Fallopia, de l'illustre baron de Van-SWIÉTEN , de Blegny, du baron de Dietricht , de M. CHAUSSIER , le prince des physiologistes vivants et connus ; ( *journ. de l'abbé Rozier , mai 1777 , lettre à M. de* MORVEAU , ) et autres qui prétendent avoir trouvé du mercure coulant dans les sinus et les ventricules du cerveau, dans des exostoses , des abcès , des tumeurs cancéreuses, des os cariés , des synoviales, etc..... L'un d'eux dit même avoir vu un malade vomir du mercure vif , après trois frictions..... Voilà bien des faits contradictoires , au moins en apparence. Il faut donc , ou que ces auteurs ayent mal vu , ou bien que le mercure se soit revivifié , ou mieux encore recomposé dans les organes , ce qui est peut-être plus probable ; mais il peut se faire aussi que les faits soyent controuvés, car la plûpart de ces auteurs avoient pris pour but de décrier les frictions mercurielles , et je ne sache pas qu'on les ait vérifiés de nouveau depuis long-temps.

*Seizième corrollaire.* La formation, la structure, ni la théorie des tubercules ne sont point encore connues malgré les recherches si vantées de M. Bayle.

*Dix-septième corrollaire.* Les mercuriaux en général portent une influence funeste sur les poulmons où leur action se concentre. Dans la dixième et la onzième expérience, ces organes étoient enflammés en partie, tout bosselés et comme tuberculeux ; dans la quatorzième le muriate doux de mercure a causé une pneumonite promptement mortelle ; dans la treizième le sublimé corrosif en grande quantité relative, a de même déterminé une pneumonite promptement mortelle aussi ; enfin dans la douzième la nature a été prise sur le fait, le muriate mercuriel sur-oxygéné a causé une vraie tuberculisation pulmonaire avec suppuration et phthisie. Il est donc bien prouvé que l'usage, sur-tout interne, des mercuriaux peut être cause occasionnelle et déterminante de phthisie pulmonaire ou même de pneumonite ; les observations en fourmillent dans les ouvrages sur la phthisie et la maladie vénérienne. Et ce n'est pas sans raison qu'une multitude d'auteurs se sont récriés contre l'usage de ces médicaments ;

4

tandis que c'est bien à tort et bien témérairement que d'autres auteurs et notamment Desault et Gilchrist, les ont recommandés comme spécifiques contre la phthisie pulmonaire même. Je suis au contraire bien fondé à croire qu'on ne sçauroit employer une prudence trop rigoureuse dans le traitement de la syphilis sur-tout chez les individus disposés à la pulmonie. Alors les mercuriaux, sur-tout le muriate corrosif, doivent être donnés à doses très-fractionnées, et corrigés par d'autres substances et notamment le sirop de salsepareille, celui de belet, etc. . . . . . Au reste le cas est épineux. . . . . Dans la douzième expérience les mouvements involontaires et atypiques qu'éprouvoit l'animal, dépendoient-ils de la présence du mercure dans l'œconomie, et étoient-ils analogues à ceux qu'éprouvent les ouvriers qui employent le mercure ? Je l'ignore, mais c'est probable. Dans la même expérience le sublimé corrosif avoit-il comme coagulé et noirci la bile ? Je l'ignore encore.

*Dix-huitième corrollaire.* L'analogie, les expériences et les observations conduisent à admettre qu'une multitude de maladies, sur-tout de celles qui sont contagieuses et épidémiques, peuvent être causées par des corps

étrangers introduits dans le systême circulatoire par absorption , que toutes sont sujettes
aux crises qui peuvent les guérir et qu'à
toutes le corrollaire septième est applicable ;
remarque que BICHAT avoit déjà faite , mais
que mes expériences confirment encore. Le
ptyalisme causé par les mercuriaux, la cystite,
le satyriasis, le priapisme, la nymphomanie
par les cantharides, les fièvres adynamique,
ataxique et pestilentielle, par les miasmes
délétères, l'apoplexie par les liqueurs alko-
holisées, le narcotisme par certains végétaux,
l'asphyxie par des gaz délétères, la syphilis, l'hydrophobie, la variole, la vaccine,
par des venins particuliers, la gangrène et la
pustule maligne par le seigle ergoté, etc. etc.,
en sont des exemples frappans. Voyez aussi
l'*Accad. des Sc.* 1700, 1710, 1721; *la Société royale de médecine*, 1778; *Mém. de
l'abbé Tessier; journal de Rozier, fév.* 1779;
*F. Fontana, sur la vipère,* etc......

*Remarque.* Ces expériences prouvent-elles
quelque chose en faveur de l'humorisme plutôt que du solidisme? Je ne le crois pas,
mais elles prouvent beaucoup en faveur du
vitalisme. Je n'ai point vu de putréfaction du
sang, point de décomposition des humeurs,

point d'infection, comme tant d'humoristes l'ont imaginé. Je n'ai vu que des corps étrangers qui irritent les organes d'une manière insolite, qui ne peuvent pas se mélanger au sang, et qui tuent l'animal, s'ils ne sont évacués par crise. Je crois que BICHAT n'auroit dû conclure que cela de ses expériences sur l'injection des fluides animaux excrétés ; il n'auroit pas tant favorisé l'humorisme, lui qui, d'ailleurs, l'avoit terrassé, en disant que les maladies ne sont que des læsions de propriétés vitales qui siégent toujours dans les solides, mais que les fluides excitent. Ainsi, quand ces derniers sont altérés d'une manière quelconque, ils ne sont que la cause occasionnelle des maladies, comme la présence d'un calcul vésical l'est d'un cystite, le contact d'un air irritant l'est d'un catarre pulmonaire ou d'une phlegmasie cutanée ; jamais ils ne sont le siége de la maladie, même pas plus que l'épine de Van-HELMONT.

## §. IV. APPENDICE.

Mes longues méditations et mes observations suivies m'ont aussi conduit à établir les analogies suivantes entre les phthisiques et les scrophuleux, ou plutôt entre la phthisie pulmonaire d'origine, et les scrophules.

I. La phthisie pulmonaire originelle ra-
vage sur-tout l'enfance et la jeunesse ; les
scrophules aussi s'observent principalement
dans ces deux âges.

II. La phthisie pulmonaire originelle est
hæréditaire ; les scrophules le sont aussi : et
j'ai vu des familles entières ravagées par ces
deux maladies.

III. Les pays qui abondent en scrophuleux, abondent aussi en phthisiques de naissance , tels sont l'Angleterre , la Hollande,
le Valais , les Alpes , les Pyrénées , le Jura ,
le Bugey , la Bresse , la haute - Auvergne ,
les villes grandes , froides et humides, comme
Londres , Paris, Lyon, Rouen , Genêve ,
Vienne , etc. etc......

IV. Les circonstances qui favorisent le développement des scrophules, comme l'humi-
dité froide de l'atmosphère , les brouillards ,
les marécages , les gorges des montagnes ,
l'usage des farineux et des aliments ato-
niques , etc..... favorisent aussi le développement de la phthisie pulmonaire d'origine ;
de sorte que ces deux maladies sont également
endémiques dans le même endroit , tel est le
cas des pays énumérés cy-dessus. Voyez les
diverses topographies qu'on a publiées , et

entr'autres celle de la haute Auvergne par
M. de Brieude , et celle de St.-Andeols, petite ville en Vivarais, par M. Madier, où toutes
les causes précédentes sont comme accumu-
lées. *Mém. de la Soc. R. de Méd.*, ann. 1780
et 1782.

V. On a observé depuis long-temps que les
scrophuleux ont une intelligence grande et
sur-tout très-précoce ; et on a observé aussi
que les individus menacés ou affectés de la
phthisie pulmonaire originelle , ont aussi une
intelligence très-grande et très-précoce , et
qu'un grand nombre parmi eux a brillé dans
les hautes sciences. Les exemples de CICERON,
de DRAPARNAUD, de BENNET, de BUISSON,
de DUVERNEY , de MAUPERTUIS , de POU-
TEAU, de M. BAUMES, etc... etc... suffiroient
seuls pour prouver cette assertion.

VI. Il y a gonflement du système osseux
dans les scrophuleux ; il y a aussi gonflement
et tuméfaction de ce même système dans les
phthisiques. Touts les auteurs on fait remarquer dans ces derniers la grosseur des genoux ,
des clavicules , des malléoles , des vertèbres,
du carpe , du tarse , etc.....

VII. Les deux symptômes principaux des
scrophules sont ; 1°. l'engorgement des sys-

têmes lymphatiques et glanduleux ; 2°. le développement de certains tubercules peu connus encore, et susceptibles de résolution. Or, ces deux symptômes sont également propres à la phthisie pulmonaire d'origine ; on y observe presque toujours l'engorgement des ganglions lymphatiques du col, des aînes, des aisselles, des environs de la mâchoire, du mésentère, etc..... et en outre, ce qui est sur-tout remarquable, à l'ouverture des corps, on trouve toujours dans les poulmons autour des bronches, et même dans le foye, des tubercules absolument semblables à ceux des autres parties ; c'est une chose rigoureusement constante, mais qu'on n'observe pas toujours dans les phthisies accidentelles.

VIII. Les scrophuleux ont une salacité extrême, un penchant très-grand à la manustupration et aux plaisirs vénériens. Les pulmoniques ont ce même penchant, et peut-être encore à un plus haut degré, et souvent il hâte leur perte et les précipite dans le tombeau, ( *Voy. en un exemple remarquable dans l'ouvrage de M. Jeannet des Longrois.* )

IX. Les scrophuleux ont une assez belle carnation du visage, une face animée ; et un auteur plagiaire, héros de la fortune, a même

dit dans un cours public, que les beautés qui
ont le plus d'éclat sont scrophuleuses ( *tran-
seat*, l'idée de beauté emporte toujours celle
de santé ); or , les phthisiques offrent aussi
le même phœnomène.

Je ne parle pas de l'épaississement des
lèvres , de la blancheur éclatante des dents ,
de l'excavation du palais , de l'avantage de
la taille , etc..... parce que ces rapports
sont moins constants. Seulement je prie qu'on
se souvienne bien que dans cette comparaison
je ne parle que de la phthisie pulmonaire
originelle ou hæréditaire et d'aucune autre ,
parce que je divise cette maladie en *originelle*
et en *accidentelle*, distinction qui n'a point
encore été faite par les auteurs , et qui me
paroît cependant féconde en grands résultats.

Mais , me dira-t-on , que concluez-vous de
toutes ces analogies ? Pensez - vous que la
phthisie pulmonaire d'origine soit toujours
scrophuleuse ? Et concluerez-vous à ce qu'on
traite toujours cette maladie par des toniques,
et des antiscrophuleux ? Bien des gens à ma
place répondroient affirmativement , et j'in-
cline aussi beaucoup pour cette réponse. Mais
comme en médecine on ne doit raisonner que
sobrement d'après des analogies, et comme

ici les faits ne sont pas encore assez nombreux, je suspends mon jugement en atten-
dant de nouvelles lumières. Cependant de
nouveaux arguments viendroient confirmer
ces conclusions :

1°. Il n'y a pas d'exemple décisif de phthisie pulmonaire originelle même au premier
degré qui ait été guérie par les calmants et
sur-tout par les laitages, au contraire il y
en a où les toniques et notamment les sucs
d'herbes antiscorbutiques ont eu les plus
heureux succès. 2°. Je puis assurer avoir
guéri un phthisique d'origine bien décidément
au second degré au moyen des antiscrophuleux les plus énergiques et sur-tout des amers,
des aromatiques, des ferrugineux, des anti-
moniaux, du souffre, du vin, de l'alkohol,
de l'insolation, de l'exercice, de l'air vif, etc...
c'est un fait qui m'est extrêmement précieux.
3°. L'aconit, la ciguë, la chaux, les eaux
minérales sulfureuses, l'air salé et muriatiqne
de la mer, le souffre et ses nombreuses pré-
parations ont eu certainement des succès
contre la phthisie pulmonaire d'origine, médicaments bien contraires au lait, aux sirops,
aux adoucissants, etc..... et dont les bons
effets étonnoient Lepecq. de-la-Clôture, sur-

tout chez les ouvriers employés aux mines, dans les manufactures d'acide sulfurique, et sur les rivages de la mer. 4°. Enfin une preuve péremptoire que les laitages sont plus nuisible qu'utiles dans cette maladie, c'est que les peuples-pasteurs en sont encore plus affectés que les autres, et M. de Brieude s'étonne avec raison de ce que cette affection est endémique dans la haute Auvergne, dont les habitans ne vivent presque que de lait, ( *loco citato* ), etc. . . . .

Ainsi donc, tout bien pesé, je crois qu'il faut tout au moins essayer cette méthode curative, qui, si elle n'est pas bonne, ne sçauroit être funeste aux malades, puisqu'il me paroît prouvé qu'on n'en a guéri aucun par la méthode opposée. Il seroit à souhaiter que dans un hôpital destiné uniquement à cette maladie, on traitât en même-temps un certain nombre de malades à-peu-près dans les mêmes circonstances par chacune des deux méthodes. La vérité s'éclairciroit de cette manière, et il pourroit en résulter des conclusions utiles au genre humain.

J'établissois ces analogies et je les confirmois dans la practique dès le commencement de 1807, je les regardois comme neuves, et je croyois que personne ne les avoit présentées avant moi. Cependant il y a deux mois que lisant dans le recueil de l'Accad. des Sc. de Paris, année 1781, le beau mémoire de M. PORTAL, sur la phthisie de naissance, je vis avec plaisir que ce grand médecin, se fondant sur-tout sur l'existence des tubercules pulmonaires, étoit à-peu-près de mon avis. Toutefois j'en fus étonné, parce que par une inconséquence inexplicable dans son grand ouvrage, il traite dans deux paragraphes distincts de la phthisie originelle et de la scrophuleuse, et que d'ailleurs il employe le traitement calmant et atonique, comme laitages, eau de veau, de poulet, bouillons de grenouilles, de tortuë, etc. . . . . ou bien il les combine avec les antiscrophuleux, *voy. pag.* 18, 53, 55, 56, 80, 91, etc..... de sorte qu'il y a beaucoup de vague dans tout ce qu'il a dit sur cette matière.

Je termine ici mon mémoire, et s'il s'y trouve quelque chose de bon, je m'attends bien qu'on cherchera à m'en ôter la gloire, sur-tout pour la théorie des phthisies. On ira déterrer les vieux auteurs pour y trouver ce que j'avance, pour leur faire dire ce que je dis, et pour tordre leur sens. On me dira sans doute que les Humoristes ont parlé depuis long-temps du reflux du pus dans le sang, de l'infection et de la corruption des humeurs par ce liquide. On me dira aussi qu'en chirurgie on parle depuis long-temps de la rentrée du pus dans la circulation par la suppression d'un abcès, d'un ulcère, d'un vésicatoire, etc..... Mais je regarderai ces objections comme une preuve de la bonté de mon travail, et un indice de basse jalousie qui s'est aussi attachée aux pas du Grand - Homme à qui je dédie mon opuscule.

# F I N.

www.ingramcontent.com/pod-product-compliance
Lightning Source LLC
Chambersburg PA
CBHW050520210326

41520CB00012B/2371